NOTICE

SUR

L'EAU MINÉRALE

DE

WILDEGG (CANTON D'ARGOVIE),

PAR

AIMÉ ROBERT,

DOCTEUR-MÉDECIN, PRÉPARATEUR D'ANATOMIE CHIRURGICALE ET PATHOLOGIQUE DE LA FACULTÉ DE MÉDECINE DE STRASBOURG, MEMBRE DE LA SOCIÉTÉ DE MÉDECINE DE LA MÊME VILLE, DE CELLE D'ÉMULATION DU JURA, ET DE LA SOCIÉTÉ PHRÉNOLOGIQUE DE PARIS.

STRASBOURG,

IMPRIMERIE DE G. SILBERMANN, PLACE SAINT-THOMAS, 3.

1846.

NOTICE

SUR

L'EAU MINÉRALE DE WILDEGG,

(CANTON D'ARGOVIE),

PAR

AIMÉ ROBERT,

DOCTEUR-MÉDECIN, PRÉPARATEUR D'ANATOMIE CHIRURGICALE ET PATHOLOGIQUE DE LA FACULTÉ DE MÉDECINE DE STRASBOURG, MEMBRE DE LA SOCIÉTÉ DE MÉDECINE DE LA MÊME VILLE, DE CELLE D'ÉMULATION DU JURA, ET DE LA SOCIÉTÉ PHRÉNOLOGIQUE DE PARIS.

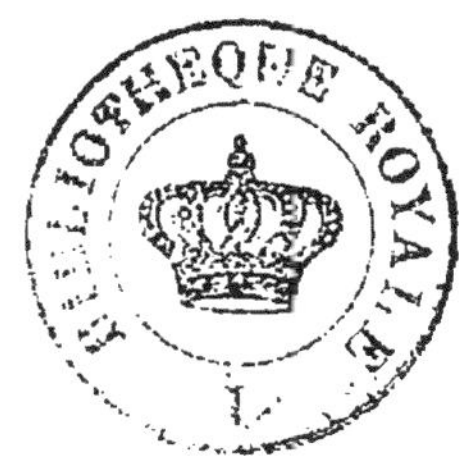

STRASBOURG,

IMPRIMERIE DE G. SILBERMANN, PLACE SAINT-THOMAS, 3.

1846.

NOTICE

SUR

L'EAU MINÉRALE DE WILDEGG.

AVANT-PROPOS.

Jusqu'à ce jour rien n'a encore été publié en France sur l'eau de Wildegg (canton d'Argovie, entre Arau et Schinznach). Sa composition chimique, ses propriétés thérapeutiques n'ont pas encore attiré l'attention des chimistes français ni celle des praticiens. Cependant cette source, découverte depuis plusieurs années (1838), ne méritait pas une pareille indifférence. Son analyse que nous soumettons à nos lecteurs, suffira pour prouver combien son action est grande, et de quel précieux agent thérapeutique on a été privé jusqu'à présent dans différents groupes de maladies.

C'est aux agréables relations que j'ai eues avec mon ami et estimable confrère, M. le docteur Otto, de Bâle, que je dois d'avoir été à même d'employer cette eau.

Depuis cinq ans bientôt que M. le docteur Otto m'a communiqué ses observations avec le mode d'administration, je l'ai employée, je ne dirai pas avec défiance, mais avec un contrôle sévère des effets que j'en obtenais, voulant me tenir en garde contre les résultats vraiment étonnants que mon confrère en avait obtenus. Pour qu'on ne puisse pas m'accuser d'engouement, j'ai voulu vérifier les observations qu'on m'avait communiquées, j'ai voulu constater plusieurs fois les mêmes effets avant de les attribuer à la même cause. Pendant les traitements que j'ai fait subir à différents malades avec l'eau de Wildegg, j'ai exclu toute autre médication pour que rien ne puisse jeter le moindre doute sur son action thérapeutique. Elle seule a été exclusivement employée, tant à l'intérieur qu'à l'extérieur. La plupart de mes observations cadrent assez bien avec celles de M. le docteur Otto; cependant, dans certains cas, les résultats sont un peu différents.

Je viens d'expliquer les motifs qui m'ont engagé à retarder cette publication, je crois avoir agi dans cette circonstance comme doit le faire tout médecin consciencieux qui ne veut pas s'exposer à voir démentir par l'expérience d'heureux résultats enregistrés trop prématurément. Je puis donc à présent, sans crainte d'être démenti par l'avenir, soumettre à mes confrères quelques observations assez intéressantes et dont les résultats se sont maintenus depuis plusieurs années.

J'ai cru être utile aux praticiens en publiant ce petit travail, résultat de mes observations et de celles de M. le docteur OTTO. Les plus intéressantes m'ont été communiquées par lui, et son caractère honorable me les fait prendre comme miennes. Au reste, si des autorités, non plus consciencieuses mais plus connues, étaient nécessaires, nous pourrions étayer notre opinion de celle de M. le professeur SCHOENLEIN, médecin du roi de Prusse et professeur de clinique interne à Berlin. Ce praticien distingué emploie depuis quelques années cette eau avec le plus grand succès.

Espérons qu'à ce double titre nos confrères voudront bien accueillir avec indulgence un travail très-imparfait, très-incomplet il est vrai, mais qui réclame l'indulgence en considération du but d'utilité pratique qui l'a fait entreprendre dans un pays où les maladies scrophuleuses font tant de victimes.

Pour que nos confrères puissent être à même de vérifier les faits que nous avançons, nous avons fait établir un dépôt de cette eau à Strasbourg[1].

Strasbourg, le 20 mai 1845.

A. ROBERT, D. M.

[1] Chez M. FAHLMER, pharmacien *au Cygne*, Vieux-Marché-aux-Vins, 100.

NOTICE

SUR

L'EAU MINÉRALE DE WILDEGG.

Analyses comparatives des eaux minérales de Wildegg (canton d'Argovie), de Kreutznach (Prusse rhénane), de Soultz-les-Bains, près Molsheim (Bas-Rhin), et de Schinznach (canton d'Argovie).

Eau de Wildegg, analysée par Laué.

Un litre d'eau contient :

Chlorure sodique	10,4708
« calcique	0,2579
« magnésique	1,6213
Iodure sodique	0,0284
Bromure sodique	0,0116
Sulfate de chaux	1,8454
Carbonate de chaux	0,0760
« fer	0,0080
« manganèse	(traces).
Silice	0,0040
	14,3234

Eau de Kreutznach, analysée par Liebich.

Un litre d'eau contient :

Chlorure potassique		0,116604000
»	sodique	8,750684160
»	lithinique	0,009000000
»	calcique	1,593232440
»	magnésique	0,030183000
Bromure sodique		0,036864000
Iodure sodique		0,000385740
Carbonate de magnésie		0,162134880
»	strontiane	0,082021200
»	barite	0,035930400
»	fer	0,023922600
»	manganèse	0,001147980
Alumine		0,002583840
Silice		0,037674360
		10,882368600

Eau de Soultz, analysée par Persoz et Kopp.

Un litre d'eau contient :

Acide carbonique libre		0,036
Bicarbonate de chaux		0,431
Sulfate de chaux		0,278
»	de soude	0,267
»	de magnésie	0,200
Sel marin		3,189
Bromure potassique		0,009
Iodure potassique		0,003
Silice		0,004
		4,417

NOTA. Nous avons oublié de joindre à ces différentes analyses celle des eaux de Châtenois, près Sélestat ; qu'il suffise de dire que, d'après l'analyse de M. PERSOZ, les deux sources contiennent en substances fixes : celle de M. Bininger, 4,130 ; celle de M. Buckel, 4,214.

Eau de Schinznach, analysée par le docteur Löwig, professeur de chimie à Zurich.

Un litre d'eau contient :

centigr. cubes.

Hydrogène sulfuré.	63,544
Acide carbonique.	94,522
Azote (traces).	

grammes.

Chlorure de sodium	0,870
Chlorure de potassium ⎱ Chlorure d'ammonium ⎰	0,011
Sulfate de soude.	0,160
Sulfate de chaux	0,850
Sulfate de magnésie	0,357
Carbonate de chaux	0,189
Carbonate de magnésie	0,011
Alumine	0,008
Acide silicique	0,015
	2,471

(On avait trouvé au total............ 2,480.)

De plus : Sulfure de calcium.
        Fluorure de calcium?
        Iodure de sodium.
        Bromure de sodium.

Eaux mères de Kreutznach, analysées par Osann.

Un litre d'eau contient :

Bromure calcique	241,20
Chlorure calcique	92,90
Bromure magnésique	4,80
Iode	1,80
Chlorure potassique	8,00
Chlorure sodique	12,80
Eau	638,50
	1000,00

En examinant attentivement les analyses de l'eau de Wildegg, et en réfléchissant aux nombreuses combinaisons que peuvent produire leurs principes minéralisateurs, on ne peut douter de son importance dans le traitement des différentes formes des affections scrophuleuses. On a pu voir, d'après les analyses comparatives de différentes eaux que nous avons mises sous les yeux de nos lecteurs, que l'eau de Weilbronn (*Adelheidwasser*) est une eau alcaline qui contient du gaz hydrogène carboné libre (*Kohlenwasserstoff*, carbure d'hydrogène).

1000 parties de cette eau contiennent à peu près 6 parties de substances fixes, tandis que la même quantité de celle de Wildegg en contient 14. Celle-ci ne contient point de carbonates alcalins, mais, par contre, une quantité considérable d'acide carbonique, de carbonate de fer et de chlorures. Il est donc évident que ces deux eaux minérales, malgré leur identité sur certains points, malgré leurs indications générales analogues, répondent cependant à des indications particulières très-différentes.

Toutes deux elles auront principalement à combattre les affections scrophuleuses ; mais, tandis qu'on doit opposer l'eau d'Adelaïde, à toutes les diathèses inflammatoires, aux constitutions irritables, on doit se servir de l'eau de Wildegg pour remédier à toutes les formes de cette maladie siégeant dans une constitution torpide, qui réclame une médication tonique à côté de l'agent antiscrophuleux.

J'essayerai donc, d'après les nombreuses observations que j'ai faites, d'indiquer les cas dans lesquels on doit employer l'eau de Wildegg.

L'action de l'iode sur l'organisme a, comme on le sait, une grande analogie avec celle des préparations mercurielles. Ces deux puissants modificateurs de l'organisme agissent comme *dissolvants*, en diminuant la plasticité du sang; ils rendent l'absorption plus facile, de là l'amaigrissement qui suit leur usage, lorsqu'ils ne rencontrent point dans l'économie une production pathologique, goître, tumeur strumeuse, etc., sur laquelle puisse se perdre leur force dissolvante. L'action de l'iode, comme celle du mercure, se porte d'abord sur le système glandulaire, et c'est sur ces organes qu'il exerce ses ravages si, comme nous venons de le dire, il ne rencontre un produit pathologique destiné à être absorbé par l'effet de son action spécifique, c'est-à-dire, si ce médicament est employé sans discernement et dans des circonstances inopportunes. Que de femmes ont perdu un des charmes de leur sexe par l'abus ou l'emploi intempestif de préparations iodées. Il ne faut pas, il nous semble, faire disparaître, presque sans espoir de retour, des organes qui contribuent tant à la beauté de la femme dans le seul but de corriger un engorgement thyroïdien peu considérable quelquefois, et dont la résolution peut s'opérer spontanément ou par des moyens moins énergiques. L'action de l'iode sur l'homme est bien moins à craindre pour les organes distinctifs du sexe. En effet, pendant que ce sont chez les femmes les glandes mammaires qui subissent le plus vite l'action de ce médicament, ce sont bien aussi les testicules chez l'homme qui sont les premiers et les plus profondément affectés, mais après un usage beaucoup plus long et des doses beaucoup plus fortes.

Un des grands avantages qui, dans une foule de maladies, doit faire préférer l'iode au mercure, c'est qu'on n'a rien à craindre d'une dyscrasie iodique, et que les suites fâcheuses qui peuvent résulter d'un usage trop prolongé ou trop actif de ces préparations, ne se manifestent ordinairement qu'après un temps très-long, et qu'elles affectent un caractère nerveux qui les rend beaucoup plus faciles à combattre, que celles résultant de l'abus ou de l'usage intempestif du mercure. La nature nous a indiqué le moyen le plus convenable et le moins dangereux d'administrer l'iode, en l'unissant à une quantité égale de brôme (corps dont l'action à tant d'analogie avec celle de l'iode), et en le combinant avec différents autres corps; ces différentes combinaisons sont caractérisées par les carbonates alcalins ou par une grande quantité de chlorures et d'acide carbonique.

Je répète que la nature nous offre dans les différentes eaux minérales iodo-bromurées des agents thérapeutiques puissants, répondant à la même grande classe de maladies, mais strictement opposées d'après les différentes combinaisons de leurs principes minéralisateurs, à telles ou telles constitutions morbides.

Je dois faire remarquer ici que plusieurs eaux minérales qui contiennent l'iode et le brôme réunis, les contiennent dans des proportions égales.

Dans 1000 grammes, les eaux minérales suivantes contiennent :

Eau de Wildegg......   24 milligr. iode et 10 milligr. brôme.
 — d'Adelaïde.......   22   —   9   —
 — de Kempten......   8   —   3   —

L'eau de Wildegg est indiquée dans toutes les formes de la scrophule ; un état inflammatoire seul en contre-indique l'usage, ainsi que quelques cas rares d'irritation nerveuse très-prononcée. Dans ce cas nous préférons employer l'eau d'Adelaïde.

Nous allons maintenant, bien que l'usage de l'eau de Wildegg soit indiqué dans toutes les formes de scrophule, indiquer celles où elle nous a le mieux réussi ; nous avons pu, par une série d'observations réitérées, constater des résultats identiquement heureux.

Ces différentes formes de scrophules sont les suivantes :

Dans l'engorgement des glandes superficielles et de celles de l'appareil digestif (carreau).

Dans les engorgements scrophuleux de tous les organes glanduleux.

Dans les affections scrophuleuses et chroniques des yeux des oreilles, des muqueuses nasale et buccale.

Dans certains engorgements non scrophuleux d'organes glanduleux (goître, sacocèle, hépatite, etc.); des glandes salivaires, des amygdales, des glandes lacrimales, du pancréas, du foie, de la prostate, des ovaires et du sein.

Dans l'atonie des organes génitaux des deux sexes.

Dans les affections chroniques blennorrhéiques de toutes les muqueuses, de celles des organes respiratoires, digestifs, urinaires et vaginaux surtout.

Nous avons également obtenu les plus grands succès de l'emploi de cette eau dans les blennorrhées de la conjonctive et dans celles du canal auditif avec boursouflement de la muqueuse.

Dans l'helminthiasis nous avons aussi pu enregister d'heureux résultats, soit par l'évacuation des vers, soit en modifiant l'état du tube digestif, et en annihilant par là les causes de leur développement.

Dans plusieurs cas de carie scrophuleuse nous avons obtenu des résultats prompts et heureux. Quelques cas d'otorrhée symptomatique d'une affection du conduit auditif osseux ont été guéries ou améliorées. Des surdités dépendant de la même cause et du boursouflement de la muqueuse ont entièrement disparu. On peut l'employer aussi dans la même infirmité lorsqu'elle dépend de l'engorgement des glandes voisines.

Dans les maladies nerveuses chroniques, lorsqu'elles ne sont pas accompagnées d'une disposition aux congestions cérébrales, ce moyen a parfaitement réussi.

La prosopalgie a aussi été traitée avec succès, lorsqu'on pouvait disposer de la source pour les bains.

La chlorose est la maladie qui cède le plus facilement à l'emploi de cet agent, lorsqu'elle dépend d'une constitution scrophuleuse, torpide, et qu'elle est accompagnée de fleurs blanches.

L'aménorrhée et la disménorrhée ont presque constamment été traitées avec succès par cette eau ; les résultats ont été marqués dans le premier mois même. D'autres personnes, chez lesquelles la menstruation était presque nulle, ont vu leurs règles durer le double de jours et d'une manière très-abondante après un ou deux mois d'usage de cette eau.

Chez d'autres personnes sujettes à des métrorrhagies mensuelles par défaut de plasticité du sang, cette fonction s'est régularisée, le sang, de pâle, de liquide qu'il était, est devenu rouge plastique, et ces personnes ont vu reparaître

2

rapidement les roses de la jeunesse et la santé, qui ne pouvaient se faire jour sur un facies presque anémique.

Quelques cas de succès dans la syphilis et dans la goutte sont trop peu nombreux pour en tirer des conclusions.

Voilà ce qu'une expérimentation de quatre à cinq ans a pu me faire constater d'une manière certaine. Ces données, toutes générales, recevront bien certainement plusieurs modifications par la suite.

Je dois dire, en finissant d'énumérer les indications de l'eau de Wildegg, que les médecins des bains de Schinznach ont de beaucoup augmenté le nombre des guérisons de toutes les variétés d'affections scrophuleuses, depuis qu'ils mélangent l'eau de Schinznach avec celle de Wildegg pour l'usage interne. Ils prétendent même que l'activité de cette dernière se trouve considérablement augmentée par ce mode d'administration.

Les médecins de Baden (Suisse), qui n'ont jamais pu guérir les maladies scrophuleuses par l'emploi de ces eaux seules, obtiennent maintenant un plein succès dans le traitement de ces affections, depuis qu'ils emploient à l'intérieur l'eau de Wildegg pure ou mêlée à celle de Baden.

Il est à regretter que la source de Wildegg ne fournisse pas une quantité d'eau assez considérable pour qu'elle puisse être employée en bains[1].

---

[1] La source actuelle ne fournit que de 3o,ooo à 35,ooo litres par an.

Les succès éclatants qu'on a obtenus de ce mode d'administration, lors des premières années de la découverte de la source, alors que l'exportation de l'eau était presque nulle, augmentent les regrets de se voir privé d'un moyen aussi héroïque. Nous espérons que le second essai de forage dont M. Laué, propriétaire de la source, s'occupe en ce moment, remédiera à cet inconvénient.

La profondeur de 700 pieds, à laquelle on est arrivé, la perspective d'un troisième essai de forage, ne découragent nullement cet honorable citoyen, animé d'un zèle désintéressé pour tout ce qui se rattache aux sciences.

Je dois ici rendre publiquement hommage à la philanthropie de M. Laué, qui a bien voulu mettre à ma disposition, avec le plus grand désintéressement, toute l'eau qui m'a été nécessaire pour le traitement de différents malades pauvres qui n'auraient pu jouir sans cela des bienfaits de ce précieux moyen. De si nobles sentiments font honneur à celui qu'ils inspirent; ils doivent être divulgués. Qu'il me permette donc d'être ici l'interprète de la reconnaissance des malheureux auxquels il a rendu la santé et peut-être aussi l'existence.

MODE D'ADMINISTRATION DE L'EAU DE WILDEGG.

Le mode d'administration de cette eau ne peut être indiqué que d'après des règles générales, que nos confrères modifieront, selon les cas et selon la constitution de leurs malades. Il est possible même que lorsqu'on aura mieux étudié et observé les effets de cette eau sur l'économie, il surgisse de cette investigation de nouvelles indications qui nous auraient échappé.

Je saurai donc gré aux médecins qui l'emploieront, de vouloir bien me communiquer leurs observations, tant sur les cas que j'ai indiqués, que sur ceux auxquels ils l'auront appliquée.

Usage interne. La dose pour les enfants de deux à trois ans et au-dessous est de deux à quatre cuillerées à bouche par jour, une le matin, à jeun, et une autre à dix heures. Il est rare qu'on soit obligé d'aller à la troisième ; je conseille même pour les enfants un peu délicats de l'administrer par cuillerées à café. La dose moyenne est donc de deux cuillerées à bouche dans la matinée.

Les enfants de trois à dix ans supportent très-bien de quatre cuillerées à un demi-verre, le matin ; dose qu'on peut répéter le soir entre les repas.

Dès l'âge de dix ans on doit distinguer le sexe, et établir une différence dans la dose.

Aux garçons et aux adultes on peut faire prendre d'un à trois verres, et dans quelques cas de constitutions très-torpides, lourdes, robustes, mais non irritables, on peut aller jusqu'à une demi-bouteille.

Quant aux jeunes filles et aux femmes, il ne faut jamais aller au delà de trois verres; cette règle ne devra être transgressée que dans des cas d'urgence.

Je pense aussi, que, règle générale, on fera bien de faire prendre l'eau de Wildegg dans la matinée; il faut laisser à l'organisme le temps d'assimiler un agent aussi actif.

Notre ami et honorable confrère, M. le docteur F. Otto, a pris lui-même à plusieurs reprises, pendant quelques semaines, une bouteille d'eau de Wildegg tous les matins à jeun, et il n'en a ressenti qu'un appétit considérable. C'est au reste le premier effet que nos malades nous ont signalé après quelques jours de son usage.

Usage externe. Dans les cas de blennorrhées d'organes accessibles par l'extérieur, l'eau de Wildegg est employée avec succès en lotions, injections et fomentations répétées plus ou moins souvent, d'après la gravité du mal et l'état atonique ou inflammatoire des parties.

L'expérience nous a fait apprécier quelques moyens de varier les effets de l'eau de Wildegg.

Ces mélanges sont pour le praticien d'une grande importance :

Pour l'usage interne et dans les cas où cette eau serait trop irritante, on la mélange avec du lait, de l'eau ou une légère décoction de feuilles de mauves, ou avec des véhicules analogues; il faut seulement avoir soin qu'ils ne contiennent ni amidon, ni acides.

M. le professeur Schoenlein, dans les cas de chlorose et de scrophules avec un caractère très-torpide, administre cette eau minérale dans du café de glands de chêne.

Le lait sucré est aussi un très-bon véhicule pour les enfants surtout qui éprouvent de la répugnance à la boire pure.

Pour augmenter encore les effets du brome et de l'iode dans plusieurs maladies qui réclament un traitement trés-énergique, l'eau de Wildegg est le véhicule le plus approprié aux préparations d'iode et de brome; c'est surtout dans les maladies syphilitiques que l'iodure de potassium a été employé par nous de cette manière, et avec succès. Pour éviter les effets fâcheux que ce médicament produit quelquefois, je fais prendre une fraction de la dose d'iodure de potassium dans un verre d'eau de Wildegg.

Dans les blennorrhées des yeux, les otorrhées et les fleurs blanches nous avons obtenu les succès les plus complets et les plus prompts. Dans certains engorgements du col de la matrice nous avons d'abord employé l'eau à l'intérieur, puis des injections et des fomentations maintenues en contact avec le col à l'aide de gâteaux de charpie imbibés d'eau et renouvelés deux fois par jour; les résultats dans plusieurs cas de ce genre ont dépassé nos espérances.

Dans les caries scrophuleuses des injections doivent être faites à chaque pansement, et des fomentations continuelles doivent être appliquées sur la partie affectée, si son siége le permet.

Dans les cas où l'eau de Wildegg devrait être employée en bains de siége ou entiers, on peut la remplacer par l'eau de rivière mêlée d'eau mère de Kreutznach ou de toute autre qui contient du brome en grande quantité. Pour les enfants d'un an et au-dessous, dans un bain de 20 à 30 litres on ajoute deux à trois verres d'eau mère de Kreutznach ; pour des enfants de 2 à 10 ans, un verre de plus, et pour les jeunes gens de 10 à 20 ans on peut aller jusqu'à un litre, dose qu'on ne doit jamais dépasser pour les femmes et les hommes à peau très-blanche et très-impressionnables ou à constitutions grêles et nerveuses. Les bains de mer, qui contiennent en proportion si peu d'iode et de brome, agissent de la même manière.

Quand on a l'intention d'effectuer une grande action tonique sur la peau, effet qu'on cherche toujours à obtenir dans l'affection scrophuleuse des glandes superficielles et les dermatoses, on fait faire aux malades, en les sortant du bain, une lotion d'eau de Wildegg à la température de l'air ambiant ; nous n'avons eu qu'à nous louer de ce procédé.

Quant au régime que nous avons fait suivre à nos malades pendant l'usage de cette eau , il est identique à celui qu'on recommande aux personnes atteintes de ces affections : habillements chauds , alimentation substantielle sous un petit volume , etc.

Malheureusement notre système de douane en France prohibe ces eaux mères comme prévenues et convaincues de contenir du sel marin, ce qui prive le praticien, pour les pauvres et même pour les riches, d'un agent précieux qui serait à la portée de tout le monde, si le fisc n'étendait pas sa rapacité soupçonneuse jusque sur les choses qui doivent soulager l'humanité.

J'ai eu l'honneur, dans une des dernières séances de la société de médecine de Strasbourg, de proposer qu'une demande soit faite à M. le ministre du commerce, pour l'abolition d'un droit aussi anti-humanitaire. Nul doute qu'il ne réponde favorablement à la société qui s'est faite l'organe de droits aussi sacrés.

Les scrophules invétérées sont très-difficiles à guérir ; elles résistent souvent aux agents les plus actifs, et même après la guérison des symptômes extérieurs, il en reste toujours des cicatrices, des pertes de substance, le teint blafard, etc. C'est souvent la négligence des parents et quelquefois l'indifférence des médecins qui en ont la responsabilité. Cependant les symptômes de cette cruelle maladie apparaissent ordinairement dès la première année de la vie, et souvent il serait facile de conjurer ses ravages, si on modifiait l'organisme, en attaquant avec énergie des symptômes qui, quoique légers en apparence, insidieux au début, n'en portent pas moins dans l'économie les germes de la mort.

Le teint blafard, les dermatoses scrophuleuses, l'engorgement des glandes du col et de l'occiput, des blennorrhées, de la conjonctive et de la membrane pituitaire, des leucorrhées chez les petites filles, les otorrhées, le gonflement et la dureté de l'abdomen résultant de l'engorgement des glandes mésentériques, état pituiteux des voies digestives, l'helminthiasis qui en est la suite, tel est le cortége des symptômes qui peuvent facilement éclairer le médecin et les parents. Enfin l'hérédité qui joue un si grand rôle, le rôle presque exclusif dans la production de cette maladie, ainsi que l'a prouvé M. Lugol dans son excellent ouvrage [1], vient corroborer le diagnostic déduit des symptômes.

Ces raisons sont plus que suffisantes pour engager les parents à faire suivre à leurs enfants un traitement anti-scrophuleux dans un âge où la métamorphose marche si vite, et où l'action de tout agent thérapeutique est tou-

[1] *Recherches et observations sur les causes des maladies scrophuleuses*, par Lugol, médecin de l'hôpital Saint-Louis; Paris 1844.

jours plus sûre, plus prompte et moins dangereuse pour l'organisme.

Ne vaudrait-il pas mieux, en effet, employer un traitement léger (comme nous l'avons indiqué dans l'observation n⁰ 5), même dans les cas où, par erreur de diagnostic, il n'y aurait pas la moindre disposition scrophuleuse, que d'attendre l'établissement de la dyscrasie complète avec les résultats fâcheux qu'elle entraîne à sa suite? Ce traitement se fait chez soi, sans grands frais, sans dérangement, tandis que dans un âge plus avancé, il exige, en raison de la gravité des symptômes et des complications qui les accompagnent, une médication plus énergique, longue, moins certaine, sans compter les sacrifices de tout genre qui la rendent quelquefois impossible. Que ces préjugés d'incurabilité des affections scrophuleuses qui règnent encore dans le peuple, soient donc déracinés par les médecins éclairés et qu'ils ne se rebutent qu'après avoir essayé de toutes les armes pour combattre ce fléau des familles.

OBSERVATIONS.

OBSERVATION I.

Carie.

Un paysan, âgé de quarante ans, était atteint d'une carie du tibia; plusieurs médecins, pendant six ans, avaient traité cette affection par différentes méthodes qui toutes avaient échoué.

Ce malade avait même subi sans fruit plusieurs traitements aux bains de Schinznach qui, tous les ans, guérissent tant d'affections de ce genre.

M. le docteur CHARLES AMSLER, à cette époque directeur de l'hôpital cantonal de Kœnigsfelden, eut alors l'idée de soumettre ce malade à l'usage extérieur de l'eau de Wildegg, qui déjà avait guéri plusieurs maladies de ce genre sous la direction du célèbre SCHOENLEIN, professeur de médecine interne à l'université de Zurich. Le malade ne pouvait faire avec sa jambe le plus petit mouvement. Les ulcères de l'os se trouvaient situés près de l'articulation du genou, et étaient faciles à constater à l'aide d'une sonde. Les parties molles étaient tuméfiées, irritées, et laissaient passage au pus par plusieurs ouvertures fistuleuses, qui portaient le cachet d'ulcérations consécutives à la carie.

M. le docteur CH. AMSLER employa donc l'eau de Wildegg sous forme de fomentations, appliquées et souvent renouvelées sur toutes les parties affectées. La persévérance du médecin, la patience du malade, et l'activité de l'agent qu'on employa, triomphèrent en trois mois de cette maladie, contre laquelle tout avait échoué. Cette guérison a trois ans de date, et M. le docteur AMSLER nous a assuré, il y a quelque temps, que le membre avait repris sa forme et son activité normales.

OBSERVATION II.

Blennorrhée scrophuleuse.

Un jeune homme de Bâle, de constitution scrophuleuse, était sujet, depuis son enfance, à des engorgements des glandes superficielles du col et à une blennorrhée des yeux.

Ces symptômes avaient disparu spontanément pendant quelques années qu'il passa à Bordeaux et en Italie ; mais à vingt-huit ans, en revenant dans ses foyers, il traversa le Saint-Gothard pendant les fortes neiges. Arrivé chez lui, il se trouva de nouveau atteint d'une ophthalmie scrophuleuse des plus intenses, qui fut combattue par les moyens ordinaires, jusqu'à une légère blennorrhée cependant, et une grande disposition à contracter des conjonctivites légères.

L'usage interne et externe de l'eau de Wildegg guérit complétement ce malade de ces accidents, et aujourd'hui, trois ans et demi après la guérison, il peut se livrer avec assiduité à ses occupations de négociant et d'artiste, sans jamais éprouver la moindre incommodité.

Il est essentiel de faire remarquer à ce sujet combien l'eau de Wildegg est un puissant modificateur de toutes les affections scrophuleuses. Ce jeune homme, comme presque tous les individus atteints de cette constitution, n'aimait que les aliments végétaux, et surtout les farineux qui favorisent le plus le développement de la scrophule.

Tous les médecins qui emploieront l'eau de Wildegg avec les précautions indiquées plus haut, remarqueront qu'elle est un tonique puissant des fonctions digestives de l'estomac; non-seulement elle augmente l'appétit, mais elle en change en quelque sorte la nature, elle le régularise tout en l'excitant, elle agit comme un altérant spécial des fonctions digestives, elle fait disparaître certaines bizarreries du goût, et insensiblement les malades sentent le besoin de tirer leur alimentation des trois règnes de la nature.

Le jeune homme, sujet de notre observation, est une preuve de cet effet; c'est à elle qu'il doit en grande partie la santé dont il jouit. Il ne perdra jamais, peut-être, l'aspect d'un scrophuleux; car cette maladie avait jeté des racines trop profondes dans son organisme avant l'usage de cette eau; mais au moins, avec le goût prononcé qu'il a maintenant pour une alimentation animale et tonique, il ne sera plus exposé à des accès d'inflammations scrophuleuses. Cet effet particulier de l'eau de Wildegg est généralement constaté par tous les médecins qui l'ont employée. Il n'est pas jusqu'aux femmes de la société, qui,

avant, sobres à l'excès, ne peuvent s'empêcher de satis-
faire un appétit.des plus prononcés lorsqu'elles font usage
de cette eau à l'intérieur.

OBSERVAVION III.

Scoliose.

L'année après la découverte de la source, en 1839, dans
une famille demeurant dans les environs, on s'aperçut
qu'un jeune garçon de huit ans était affecté d'une scoliose
déjà assez prononcée.

Des antécédents malheureux et assez récents rendaient
cette crainte plus fondée. La phthisie tuberculeuse, la
coxarthrocace étaient venues naguère réclamer leurs victimes dans cette famille, la goutte et la scoliose très-développées y règnent encore. On voit donc qu'on regardait
à juste titre cette déviation comme un symptôme scrophuleux.

On avait déjà demandé les secours à l'orthopédie exclusivement mécanique; mais on avait pu se convaincre
par ses résultats négatifs, combien un pareil moyen est
illusoire dans un cas semblable, et combien est préférable
le traitement interne de la dyscrasie associé à la gymnas-
tique raisonnée.

On commençait à cette époque à connaître les effets

prompts et certains de l'eau de Wildegg sur toutes les formes de la dyscrasie scrophuleuse, et on décida le traitement suivant :

Comme alors on pouvait encore disposer de toute la quantité d'eau fournie par la source, on fit prendre des bains au petit malade, on établit aussi une douche assez forte, à l'action de laquelle on soumit le côté convexe de la scoliose. Ce traitement uni à l'usage interne de l'eau, et à un exercice réglé, et suivi pendant plus d'un mois, fit disparaître la scoliose; et bientôt cette constitution grêle et impressionnable fit place à une constitution forte et énergique. Cette cure date maintenant de six ans, la scoliose n'a pas reparu, bien que le jeune homme soit un peu grêle maintenant à la suite d'un accroissement trop rapide; mais ses formes sont en harmonie avec sa taille, et tout fait présager que ces symptômes ont disparu à jamais.

OBSERVATION IV.

Blennorrhée des poumons.

Les fièvres catarrhales, qu'on voit depuis nombre d'années régner épidémiquement vers le printemps, et dont le siége se trouve sur toute la membrane muqueuse pulmonaire, laissent souvent après la disparition complète de toute excitation, une blennorrhée tantôt partielle, tantôt générale, soit du système urinaire, soit des poumons.

Ces catarrhes chroniques traînent en longueur, durent quelquefois des mois, des années, et mettent le convalescent dans un état pénible de lassitude et de faiblesse.

C'est dans un cas analogue, sur un homme de quarante ans, que nous avons vu administrer avec succès par un de nos confrères, voisin de la source, l'eau de Wildegg à l'intérieur. Ce malade en prenait une demi-bouteille par jour.

Je ne doute pas que l'expérience ne conduise à employer ce moyen pour toutes les blennorrhées chroniques et atoniques. Car, entre autres cas de ce genre je l'ai employé quelquefois avec succès dans les blennorrhées de l'urèthre.

Je pourrais citer un grand nombre d'indications dans lesquelles l'efficacité de cet agent sera constatée plus tard par l'expérience. Mais tant qu'elles ne portent que sur un petit nombre de cas, je crois prudent de rester dans le doute. Je me contenterai de citer encore quelques observations dont les résultats se sont répétés souvent, et qui sont acceptés par tous les praticiens qui ont fait usage de cette eau minérale.

OBSERVATION V.

Scrofule glanduleuse.

Un enfant d'un an, à peau blanche, transparente, assez bien nourri d'ailleurs, est atteint de la rougeole qui parcourt toutes ses périodes sans complication. Mais après les premiers symptômes , il ne reprend pas ses forces , la convalescence reste stationnaire. une espèce de *porrigo favosa* se développe sur le cuir chevelu , les glandes sous-cutanées , celles du col surtout s'engorgent , deviennent sensibles et douloureuses au toucher. L'enfant perd sa gaîté , et souvent des congestions cérébrales viennent compliquer tous ces symptômes et jeter l'effroi au milieu de la famille.

Quelques années auparavant , les parents de cet enfant en avaient déjà perdu un du même âge à la suite d'une longue maladie qui avait commencé avec les mêmes symptômes , et s'était terminée par un hydrocéphale aigu.

Je dois encore faire remarquer, au sujet de cette observation , que le père de cet enfant est resté seul avec une nièce, d'une grande famille moissonnée par la phthisie pulmonaire, et que dans celle de la mère , les affections scrophuleuses sont généralement répandues.

Après avoir été consulté sur le cas dont nous nous occupons, j'ordonnai à l'enfant l'eau de Wildegg à la dose d'une demi-cuillerée à bouche, deux fois répétée dans la matinée, un bain d'eau tiède chaque jour , contenant deux verres d'eau mère de Kreutznach, lotions sur tout le corps, en sortant du bain , avec l'eau de Wildegg, à la température de l'air ambiant, nourriture succulente exclusivement animale. Après huit jours de traitement, l'enfant reprit sa gaîté, un appétit normal, assez de forces pour ne vouloir être que sur ses pieds. L'écoulement du cuir chevelu devint limpide et diminua graduellement. Les glandes très-développées du col et de l'occiput diminuèrent considérablement, et après un traitement d'un mois, ces progrès rapides avaient amené une guérison presque complète qui s'est effectuée quelque temps après.

OBSERVATION VI.

Le premier cas de maladie grave qui ait été traité par l'eau de Wildegg, fait vivement regretter les bains qu'on pouvait alors employer; un garçon de treize ans, d'un village voisin de la source, très-arriéré dans son développement, mais gros et paresseux, comme il arrive dans certaines formes de la scrophule, avait les glandes salivaires et celles du col extraordinairement engorgées, les ailes du nez gonflées, et la lèvre supérieure hypertrophiée, au·milieu principalement; les yeux dans un état déplorable et repoussant. Depuis sa première enfance ces ophthalmies scrophuleuses ne l'avaient point quitté; ses yeux en portaient les traces trop évidentes. Les paupières étaient épaisses et la muqueuse palpébrale d'un rouge écarlate, aux bords renversés, laissait voir à la place des cils, depuis longtemps anéantis, des cicatrices relevées ou des

ulcères. Tout le globe de l'œil était également recouvert
d'une conjonctive également rouge et épaisse qui dépassait
les bords de la cornée transparente, devenue opaque,
peut-être à la suite des injections répétées ; ce produit pathologique, uni à une grande sensibilité de la rétine,
rendait la vision presque impossible et très-douloureuse,
la photophobie était très-intense. Différents traitements
avaient été employés, les uns avaient été nuls dans leurs
résultats, les autres avaient été simplement palliatifs. Le
malade fut même traité à l'hôpital des bains de Schinznach sans plus de succès.

Ce jeune garçon fut transporté à la source de Wildegg ;
il prit l'eau à l'intérieur, graduellement à la dose de
trois verres matin et soir, et tous les matins un bain
d'eau de Wildegg, chauffée par l'addition d'un tiers
d'eau ordinaire. Après quelques semaines de traitement,
il put retourner dans son village situé à une assez
grande distance de la source ; tous les jours il venait,
sans le secours d'un guide et sans visière, boire l'eau à la
source et prendre un bain. Après quarante jours de traitement, il était entièrement guéri. Chaque année, depuis
sa guérison, il boit, pendant quelques semaines, par
reconnaissance et aussi par prudence, quelques verres
d'eau de Wildegg tous les matins. Il ne reste plus de tous
ces symptômes effrayants que quelques taies sur la cornée

qui ne gênent en rien la vision. Toute sa constitution a changé ; il est même robuste ; il a grandi ; son nez et ses lèvres ne portent plus les stigmates de la scrophule. Les cils ont même reparu en partie.

Dans cette cure l'eau mère de Kreutznach doit partager la gloire d'une pareille guérison avec l'eau de Wildegg.

Les cas qui vont suivre ont tous été observés par moi, et on verra que mes observations sont à peu près identiques à celles de mon honorable ami et confrère, le docteur F. Otto.

Nous avons été obligé de taire les noms dans les observations suivantes. Ces malades étant presque tous de Strasbourg, nous n'aurions pu, sans blesser les convenances et sans léser des intérêts de famille, nommer des personnes qui ont quelquefois des motifs de la plus haute importance à cacher le triste héritage qu'ils légueront un jour à leurs enfants. Nos confrères apprécieront, nous l'espérons, ces motifs qui, seuls, nous empêchent de donner plus d'authenticité aux faits que nous avançons. •

OBSERVATION VII.

Scrophule générale ; rachitisme ; ophthalmie chronique ; carie du conduit auditif osseux et de l'apophyse mastoïde ; guérison.

On me présenta en 1843 un enfant de quatre ans, fils

du nommé Clément, conducteur d'omnibus à Strasbourg.
La mère de ce petit malade était morte peu de temps avant
de phthisie pulmonaire; sa sœur succomba presque en
même temps à la même affection. Le père de cet enfant
en avait déjà perdu un âgé de cinq ans, et présentant les
mêmes symptômes que celui dont nous parlons.

J'ai mis en relief ces tristes antécédents comme preuve
évidente de l'hérédité des maladies tuberculeuses en général, bien qu'elle ait été niée (pour les scrophules surtout) par des auteurs du plus grand mérite. M. LUGOL,
dans son dernier et savant ouvrage sur ce sujet, a prouvé,
par des faits incontestables, ce fâcheux caractère, ainsi
que l'identité des tubercules pulmonaires et scrophuleux.

Voici ce que nous observâmes : Facies scrophuleux au
plus haut point; cet enfant, âgé de quatre ans, ne pa-
raissait guère n'en avoir que deux. Il était rabougri, pouvait à peine se tenir sur ses jambes, et son système osseux était profondément atteint.

De longs chapelets de glandes engorgées se faisaient
remarquer sur les parties latérales du col; le ventre était
dur, bosselé, et à travers les parois abdominales, on per-
cevait parfaitement l'engorgement des glandes mésentériques.

Un pus sanieux et d'une fétidité repoussante s'écoulait
d'une oreille; on était obligé de panser plusieurs fois par

jour le petit malade pour ne pas être incommodé de cette
odeur. Derrière la même oreille on remarquait une ou-
verture communiquant avec l'apophyse mastoïde, et d'où
s'écoulait un pus analogue à celui de l'oreille ; ce liquide
avait l'odeur et tous les caractères pathologiques de celui
résultant de la carie. Cette région était en outre le siége
d'une tuméfaction énorme et très-douloureuse.

A ce triste cortége de symptômes se joignait une ophthalmie double chronique, qui quelquefois s'exaspérait
et revêtissait la forme de la conjonctivite la plus intense.
La photophobie était presque permanente.

Du reste, cet enfant, malgré ses nombreuses infirmités,
était doué d'un heureux caractère et d'une intelligence
très-développée. Il y avait trois ans qu'il était dans cet
état; plusieurs traitements avaient déjà été employés
sans succès, et notre maître et honorable confrère, M. le
professeur STOEBER, avait lui-même mis en usage tous les
moyens thérapeutiques et hygiéniques que réclament les
cas de ce genre.

Je lui fis part du traitement auquel j'allais soumettre ce
petit malade.

A l'intérieur, je lui fis prendre, en commençant, un
quart de verre d'eau de Wildegg par jour.

A l'extérieur, j'ordonnai tous les jours trois à quatre
injections de la même eau dans le conduit auditif, en ayant

soin d'en laisser quelques gouttes en contact avec la muqueuse, en fermant l'orifice de ce canal à l'aide d'un petit tampon de charpie pour empêcher la sortie du liquide.

Des fomentations avec cette eau furent appliquées sur les yeux; elles furent d'abord mélangées avec de l'eau commune, dans la crainte de produire de l'irritation, et ensuite elle fut employée pure.

Quinze jours après, l'otorrhée commença à diminuer d'une manière notable, l'appétit se trouva considérablement augmenté, la nutrition se fit mieux, et tout fit présager une heureuse terminaison.

J'augmentai la dose d'eau de Wildegg et la portai graduellement à un verre et demi. Les forces de l'enfant augmentèrent, tous les symptômes s'amendèrent rapidement, l'écoulement de l'oreille disparut graduellement ainsi que son odeur fétide. Le trajet fistuleux de l'apophyse mastoïde se ferma, et le gonflement de cette partie finit par disparaître. Enfin après deux mois de traitement, cet enfant se trouva complétement guéri sans avoir été soumis à une autre médication que celle dont nous parlons.

On ne peut pas attribuer cet heureux résultat aux traitements auxquels il fut soumis antérieurement, puisqu'il y avait plus d'un an qu'on n'avait plus rien employé, et qu'à l'époque où on nous a consulté, les symptômes, loin de diminuer, ne faisaient que s'aggraver.

Depuis cette époque (trois ans), j'ai souvent revu cet enfant. Il y a quelques jours, je l'ai fait venir chez moi pour constater la stabilité de cette guérison, avant de livrer cette observation à mes confrères, et j'ai été vraiment étonné des progrès et des changements heureux qui se sont faits dans cette constitution que l'hérédité avait vouée à une mort prématurée.

OBSERVATION VIII.

Surdité. — Otorrhée. — Engorgement thyroïdien.

En 1844, on me consulta pour Mlle Z., de Mulhouse, âgée de dix-sept ans, et affectée d'une surdité assez prononcée.

En examinant attentivement le conduit auditif, on pouvait facilement en constater l'occlusion presque complète, produite par le boursouflement chronique de la muqueuse. Cet état dépendait évidemment d'inflammations réitérées de l'organe.

En effet, cette demoiselle était sujette à des douleurs d'oreilles assez fréquentes, une otorrhée légère en avait été la suite.

Cette malade étant dans un pensionnat de Strasbourg, avait déjà consulté notre honorable confrère, M. le docteur Th. Boeckel, qui avait assigné la même cause à cette surdité. Cette demoiselle avait en même temps une hypertrophie du corps thyroïde ; je crus donc pouvoir rapporter tous ces symptômes à une cause unique et prescrire le traitement suivant :

Un verre d'eau de Wildegg à l'intérieur tous les matins ;

Deux à trois injections du même liquide par jour, dans le conduit auditif, avec la recommandation expresse d'en laisser quelques gouttes en contact avec la muqueuse auditive, à l'aide d'un bourdonnet de charpie ou de coton à l'orifice de ce canal.

Après quelques semaines de ce traitement, l'otorrhée et l'engorgement disparurent complétement, et l'ouïe reprit graduellement toute sa finesse ; néanmoins la crainte de la réapparition de ces symptômes pendant les temps humides, me fit conseiller l'usage de cette eau pendant six mois.

J'ai reçu des nouvelles de cette demoiselle, il y a peu de jours, et j'ai appris que, depuis sa guérison qui date de 1844, le sens de l'ouïe avait repris ses fonctions normales, et que l'écoulement de l'oreille n'avait plus reparu depuis cette époque.

OBSERVATION IX.

La nommée ***, de Strasbourg, âgée de trente-cinq ans, d'une constitution lymphatique, réclama mes soins en 1842.

Je dois avant tout donner quelques détails sur l'enfance et la jeunesse de cette femme, ainsi que sur les affections dont elle a été atteinte pendant ces deux périodes de sa vie et depuis son mariage.

A six ans, elle a eu une rougeole assez compliquée ; depuis cette époque jusqu'à son mariage elle n'avait éprouvé que de légères indispositions. Mariée très-jeune, à dix-huit ans[1], elle eut d'abord trois couches qui furent assez heureuses ; à la quatrième, elle fut atteinte, le neuvième jour, de la petite-vérole qui régnait épidémiquement à Strasbourg. Elle avait alors vingt et un ans[2].

Cette maladie s'annonça chez elle par les symptômes les plus graves : la sécrétion du lait s'arrêta dès son apparition ; quelques jours après, la jambe droite devint le siége d'une tuméfaction énorme et de douleurs insupportables, qui durèrent deux mois avant qu'on ait pu soupçonner la nature du mal ni le point de départ des abcès qui existaient dans la profondeur du membre ; enfin ils se firent jour par neuf ouvertures fistuleuses se refermant et se rouvrant successivement, et communiquant toutes avec le siége du mal, c'est-à-dire avec le péroné frappé de nécrose. Cet état dura sept ans, après lesquels seulement le séquestre

---

[1] Je relève ce fait pour prouver la justesse de l'assertion de LUGOL, qui regarde le mariage comme la cause qui provoque le plus souvent l'apparition des symptômes scrophuleux.

[2] Elle avait cependant été vaccinée.

fut enlevé à l'aide d'une large incision pratiquée dans le membre. Ce cylindre osseux n'a pas moins de 10 à 12 centimètres de longueur. Quinze jours après cette opération, la guérison était complète et la malade ne ressentit jamais depuis la moindre douleur dans cette région.

Mais deux mois après, cette femme commença à éprouver des accès de migraine très-intenses qui ne firent qu'augmenter jusqu'en 1842, époque à laquelle elle s'adressa à moi. Lorsque nous vîmes cette malade, elle avait donc souffert pendant sept ans jusqu'à la sortie du séquestre ; pendant douze à treize ans, elle avait eu la migraine, ce qui fait dix-huit à vingt ans de souffrances.

Lorsqu'elle me consulta, elle ne me parla d'abord que de sa migraine ; pensant que ce symptôme pouvait dépendre d'un trouble profond de l'organisme, j'interrogeai successivement tous les appareils, et j'appris que cette femme était atteinte d'une aménorrhée datant de quelques mois, et d'une leucorrhée très-abondante, de mauvais aspect et datant de dix ans environ, avec douleurs dans les régions des ovaires, dans les lombes et dans les cuisses. Je soupçonnai avec raison une maladie organique de l'utérus, diagnostic qui fut confirmé le lendemain. Nous pûmes constater, à l'aide du spéculum, que le col de cet organe était envahi par des ulcérations assez profondes, à fond gris, etc.

La malade éprouvait en outre des troubles très-graves
du côté du tube digestif; les digestions étaient pénibles et
la constipation opiniâtre; le ventre et l'estomac étaient
presque toujours météorisés, et lorsqu'on pouvait dépri-
mer les parois abdominales, on sentait parfaitement les
glandes mésentériques extrêmement engorgées et dures.
La malade n'éprouvait d'appétit que pour les végétaux
acides et pour les farineux. Voici le traitement auquel je
la soumis :

Les ulcérations furent de temps en temps cautérisées
avec le nitrate acide de mercure, et pansées avec des
gâteaux de charpie, imbibés d'eau de Wildegg, renouvelés deux fois par jour; avant chaque pansement, injections du même liquide.

A l'intérieur, eau de Wildegg, deux à trois verres par
jour. Régime animal. Cette malade, après quelques semaines, vit reparaître ses règles, l'écoulement utéro-va-
ginal diminua, les douleurs qu'elle éprouvait dans les régions dés ovaires disparurent complétement, l'appétit
reparut, les constipations cessèrent, enfin les fonctions
de l'appareil digestif et celles de l'utérus reprirent leur
type normal. Cet engorgement abdominal qui avait presque fait soupçonner une grossesse, disparut aussi graduellement. La migraine elle même, qui n'était que le symptôme de cette lésion organique, disparut complétement,

et n'a plus reparu qu'une ou deux fois depuis cette époque, lorsque cette femme cessait l'usage de l'eau de Wildegg.

On pourrait m'objecter que le caustique a bien aussi le droit de revendiquer sa part de succès ; je suis bien loin de la lui refuser, mais je crois que le traitement général par l'eau de Wildegg a été la cause principale des résultats heureux que nous avons obtenus, car bien avant que les ulcérations aient pu être modifiées par l'effet des cautérisations, la malade avait déjà vu des changements notables dans ses fonctions et dans toute sa constitution. Nous croyons donc pouvoir, sans crainte d'être partial, attribuer cette guérison qui se maintient depuis quinze mois, à l'eau qui nous occupe.

S'il fallait une preuve évidente de ce que nous avançons, la voici : Cette femme continue par reconnaissance à boire tous les jours un demi-verre d'eau de Wildegg ; si, par oubli ou volontairement, elle reste quelques mois sans en faire usage, la migraine, les pigestions difficiles, l'empâtement abdominal reparaissent, et ces symptômes cessent de nouveau après quelques jours d'usage de cette eau.

OBSERVATION X.

Chlorose. — Otorrhée. — Névralgies faciales.

Mlle J***, âgée de vingt-quatre ans, d'une constitution lymphatique, nerveuse, était atteinte depuis plusieurs années d'une otorrhée du côté droit , assez abondante et de névralgies faciales très-douloureuses, paraissant à des époques très-rapprochées. Du reste, la menstruation peu abondante se faisait assez régulièrement, mais le sang des règles était pâle et appauvri. La malade se trouvait, après ces accès de névralgies, dans un abattement complet. Souvent elles étaient exaspérées pendant les digestions, qui étaient ordinairement difficiles, accompagnées de constipation. Plusieurs médicaments anti-névralgiques avaient déjà été employés par moi, entre autres le sous-carbonate de fer ; mais je n'en ai obtenu que des effets très-courts. Elle avait aussi été mise à un régime tonique. Avant que je fusse son médecin , cette demoiselle portait un cautère qui avait été établi dans le but de tarir l'écoulement otorrhéique. Voyant tous ces moyens échouer, j'eus alors l'idée, longtemps après le premier traitement, de faire faire à cette malade des injections d'eau de Wildegg dans l'oreille, et de lui en faire prendre un verre ou deux par jour. Je continuai, bien entendu , le régime ordonné précédemment.

Après deux à trois mois, l'otorrhée s'était tarie , sans qu'il en soit résulté la moindre douleur (comme on a encore l'habitude de le croire dans le vulgaire, à propos de la suppression d'écoulements anciens). Les névralgies disparurent également, et cette malade qui en était atteinte plusieurs fois par mois, ne s'en ressent pas maintenant deux fois par an. La menstruation est devenue également plus abondante, et la nutrition se fait bien.

OBSERVATION XI.

Chlorose. — Dysménorrhée. — Incontinence d'urine.

Mlle V*** était affectée depuis son enfance d'une incontinence d'urine, contre laquelle tous les moyens que j'avais employés depuis cinq à six ans avaient échoué ; cette infirmité, compliquée d'habitudes solitaires, dont elle nous fit l'aveu, avait imprimé sur sa physionomie un cachet d'hébétude et de langueur difficile à dépeindre. L'âge de la puberté arriva, à quinze ans elle fut réglée assez facilement, mais d'une manière très-peu abondante ; la menstruation continua à être presque nulle et très-irrégulière jusqu'à l'âge de seize à dix-sept ans ; elle était chlorotique au dernier degré ; le bruit de diable dans les carotides etait très-apparent. Les ferrugineux, le régime animal, la strychnine, les bains de siége froids, tout fut employé pour rendre à ces organes le ton dont ils manquaient. Enfin, de guerre lasse, nous employâmes l'eau de Wildegg à l'intérieur. Après quelques mois de son usage, l'incontinence d'urine cessa, les règles furent plus abondantes et bientôt le teint de la jeunesse et de la santé reparut sur cette figure, d'un blanc mat et diaphane; les lèvres, de décolorées qu'elles étaient, devinrent vermeilles, et aujourd'hui, cette demoiselle qui a vingt ans, jouit de tous les charmes de son sexe. Je dois dire, dans l'intérêt de la justice et de la vérité, que la morale doit avoir ici sa part dans le succès de ce traitement. Car c'est à peu près à la même époque que les mœurs de cette demoiselle redevinrent pures, grâces aux conseils bienveillants de sa mère.

OBSERVATION XII.

Scoliose.

Il y a quelques années, on me présenta une petite fille de quatre ans, atteinte d'une déviation du rachis assez prononcée; en interrogeant les parents de cette enfant et en l'examinant attentivement, nous pûmes nous convaincre que cet état devait être attribué à un vice rachitique.

En effet, les parents de notre petite malade portaient tous les signes d'affections scrophuleuses plus ou moins graves; la mère était tuberculeuse-pulmonaire, le père portait au cou de larges cicatrices, attestant d'une manière irréfragable la maladie à laquelle il avait été sujet pendant sa jeunesse. Ils avaient perdu antérieurement un enfant de cinq ans, affecté d'une tumeur blanche au genou.

Cette petite fille avait en outre une sœur aînée, sujette à des ophthalmies palpébrales très-intenses.

Nous administrâmes à cette enfant quatre cuillerées à bouche d'eau de Wildegg par jour ; nous lui fîmes prendre en outre quelques bains avec le sel marin, 500,00 dans chaque bain. Ce traitement fut long, mais ses résultats furent très-satisfaisants. Après six mois, la déviation avait presque disparu, et aujourd'hui le rachis se trouve complétement redressé.

OBSERVATION XIII.

Favus (teigne faveuse, porrigo lupinosa), déviation du rachis.

Un enfant de trois ans me fut présenté en 1844 ; il était affecté d'un *favus* des plus tenaces. Cette maladie durait depuis deux ans et le petit malade avait déjà subi plusieurs traitements. Il offrait en outre les symptômes d'un rachitisme général complet ; toutes les parties du système osseux étaient plus ou moins atteintes, le rachis présentait des déviations en plusieurs sens ; de là la saillie du sternum et les courbures anomales des côtes, qui donnaient au thorax l'aspect le plus difforme. Nous prescrivîmes le traitement suivant :

A l'intérieur : Eau de Wildegg, quatre cuillerées tous

les matins ; comme elle fut bien supportée, nous élevâmes la dose à un demi-verre.

Nous fîmes prendre en même temps au petit malade deux bains de sel marin tous les deux jours. Le favus diminua graduellement ; après deux mois de traitement, le cuir chevelu était tout à fait nettoyé et les cheveux commençaient à reparaître. Quant aux déviations, elles ont été de beaucoup améliorées ; cependant elles n'ont pas complétement disparu.

Dans ce cas, où l'organisme était profondément affecté, et dans un appareil où les modifications se font plus lentement que dans les autres tissus, il n'est pas étonnant que les résultats ne soient pas aussi complets ; mais nul doute que si les parents de ce malade lui font continuer pendant un an l'usage de l'eau de Wildegg, il ne se guérisse complétement.

OBSERVATION XIV.

Carie des métarcapiens et des métatarsiens.

En 1841, je fus consulté pour une jeune personne de treize ans, présentant en tout l'aspect scrophuleux. L'hérédité, dans ce cas, était évidente ; née d'un père et d'une mère scrophuleux, elle avait déjà perdu un frère et une sœur, tuberculeux-pulmonaires et scrophuleux. Lorsque nous l'examinâmes avec soin, nous pûmes constater à la main droite plusieurs ouvertures fistuleuses commu-

niquant avec les os du métacarpe , qui se trouvaient gon-
flés , douloureux et cariés. On pouvait , malgré la tuméfaction de la main , constater assez bien ces fâcheux effets
de la scrophule. Des désordres analogues se faisaient remarquer à l'un des pieds , les métatarsiens se trouvaient à
peu près dans le même état que les os de la main.

Nous mîmes la jeune malade à l'usage de l'eau de Wildegg , en commençant par un demi-verre tous les matins.
Nous ordonnâmes en même temps des injections dans les
trajets fistuleux , et nous fîmes appliquer sur le pied et sur
la main des fomentations avec le même liquide.

Ce traitement dura au moins un an , car la scrophule
chez cette jeune personne existait au plus haut degré. Cette
constitution résista plus longtemps aux effets de l'eau de
Wildegg , mais cependant ces symptômes cédèrent complétement , et aujourd'hui la malade n'a plus que les traces
de ses anciennes infirmités.

OBSERVATION XV.

Leucorrhée.

Mme *** , âgée de vingt-cinq ans , présentait tous les caractères d'une constitution scrophuleuse ; elle avait eu
plusieurs fausses couches depuis son mariage ; et à dater de
cette époque , elle avait eu une leucorrhée des plus abon-

dantes ; sa chemise était maculée de tâches verdâtres, d'un très-mauvais aspect. Les digestions étaient très-difficiles. Des douleurs très-violentes à l'épigastre attestaient un trouble des fonctions de l'utérus et de l'appareil digestif, les règles étaient très-irrégulières et peu abondantes, elles paraissaient quelquefois tous les quinze jours, et disparaissaient ensuite pendant six semaines à deux mois.

Au toucher, on constatait un engorgement considérable de l'utérus ; nous examinâmes cette dame avec le spéculum, et nous trouvâmes le col de la matrice d'un rouge violacé, tuméfié et couvert d'ulcérations très-légères ; nous employâmes les cautérisations avec le nitrate d'argent ; n'en ayant pas obtenu une grande amélioration, nous employâmes l'eau de Wildegg à l'intérieur et en fomentations sur le col de l'organe, à l'aide de tampons de charpie imbibés de cette eau, et introduits tous les jours dans le vagin. L'écoulement blanc disparut, et peu à peu le col reprit son volume normal. Cette dame a eu depuis un enfant bien constitué, et ses couches n'ont pas eu de suites fâcheuses.

J'ai assez prouvé l'action spécifique de l'eau de Wildegg dans les cas où nous l'avons exclusivement employée. Je vais maintenant citer quelques cas moins intéressants que ceux qui précèdent, dans lesquels elle a été associée à d'autres moyens, trop faibles pour amener à eux seuls les résultats que nous avons obtenus. L'association de l'eau de Wildegg à des moyens thérapeutiques employés antérieurement, ne doit en rien infirmer les cas de guérison obtenus par elle.

OBSERVATION XVI.

Dartre; goître; atonie génitale; pertes séminales.

Un monsieur d'une petite ville du Haut-Rhin me consulta, il y a trois ans, sur plusieurs affections qui le préoccupaient tellement que son moral en était sérieusement affecté. Ce malade, âgé de vingt-cinq ans, était depuis longtemps atteint à la joue droite d'une dartre vive qui envahissait presque la moitié de la figure. Il avait en outre un goître assez prononcé. Mais de toutes ses infirmités, celle qui contribuait le plus à le jeter dans la mélancolie qui le minait, était une atonie presque complète des organes génitaux; ce malade était sujet à des pertes séminales assez fréquentes qui augmentaient encore ses accès d'hypochondrie. Maintes fois nous avions ordonné à ce jeune homme des distractions, des voyages; pour faire cesser cet état d'atonie génitale, dépendant bien certainement chez lui d'un repos trop complet de ces organes, et d'une constitution lymphatique très-prononcée. Ce malade, persuadé qu'il était inapte à remplir les fonctions de son sexe, et voué à une impuissance complète, ne cédait qu'avec peine à mes instances, et la crainte augmentait encore, me disait-il, les motifs réels de sa méfiance. Après avoir employé sans succès, pour cette dernière affection surtout, plusieurs moyens préconisés dans ce cas, nous ordonnâmes le traitement suivant :

Tous les matins : Iodure de potassium 5,00, dose qui fut portée graduellement à 6,00. Après chaque fraction de la dose, un demi-verre d'eau de Wildegg ; bain alcalin tous les deux jours, avec 250,00 de savon noir.

Après six semaines de ce traitement, la dartre fut complétement guérie et il ne restait plus à sa place qu'une légère rougeur. Maintenant la peau a repris sa couleur normale.

Quant à l'atonie génitale et à la spermatorrhée, ces symptômes qui réagissaient d'une manière si fâcheuse sur le moral de ce malade, ont disparu complétement. Ce jeune homme peut maintenant remplir les fonctions de son sexe sans le moindre inconvénient.

La tristesse et le malheur inscrits sur sa physionomie, ont fait place maintenant à une expression de bonheur et de satisfaction intérieure. Ce n'est plus le même être ; ce malheureux, qui désirait la mort, aime maintenant à vivre; il a repris toutes les allures d'un homme, tandis qu'avant il avait la puérilité d'un enfant. Il s'est marié il y a un an , et depuis cette époque sa santé et son énergie n'ont fait qu'augmenter.

Phthisie.

Chez plusieurs malades auxquels nous avons ordonné l'eau de Wildegg pour des tubercules scrophuleux, nous avons trouvé des symptômes de phthisie très-avancée ; les malades avaient de l'excitation, des insomnies, des sueurs nocturnes, toux violente et expectoration très-abondante. J'avoue que dans les premiers cas de ce genre qui se sont offerts à moi, j'ai hésité à ordonner l'eau de Wildegg, craignant d'augmenter ces symptômes d'excitation ; cependant je l'ordonnai graduellement à très-petites doses; les premiers jours, les symptômes augmentaient un peu , la chaleur était plus intense, le pouls plus accéléré, mais après quelques jours d'usage de ce moyen, ces phénomènes tombaient , la toux cessait, et en même temps que les glandes sous-cutanées se résolvaient , les symptômes de la phthisie s'arrêtaient. Nous ne voulons pas conclure de ces faits que l'eau de Wildegg soit le spécifique de la phthisie, ni que les malades chez lesquels ces symptômes ont été arrêtés momentanément par une cause que nous pouvons au moins attribuer à l'agent thérapeutique qui nous occupe, soient guéris à jamais, et qu'ils ne succomberont pas à cette affection , mais il nous semble cependant que, sans abuser de la logique, nous pouvons dire que : si , comme jusqu'à présent tout porte à le croire, *la scrophule et la phthisie ne forment qu'une affection identique* (et cette hypothèse pourrait être étayée de noms honorables qui font autorité dans la science [1]), se portant selon telle ou telle idiosyncrasie, sur différents appareils de l'organisme, il n'y a pas de raison pour que *l'efficacité du moyen que nous préconisons étant constatée* dans le traitement des tubercules strumeux et sur les différentes variétés de la scrophule, ne le soit plus tard après des faits plus nombreux, sur les tubercules pulmonaires.

Nous n'insisterons pas davantage sur cette question qui, pour nous, n'est plus hypothétique. Un de nos confrères, M. le docteur BACH, qui emploie depuis quelque temps l'eau de Wildegg, nous a communiqué une observation qui corrobore jusqu'à un certain point l'opinion que je viens d'émettre.

Il traitait depuis quelque temps un jeune homme phthisique, atteint en même temps de tubercules scrophuleux au col ; il lui fit prendre l'eau de Wildegg, malgré les symptômes d'excitation qui existaient chez ce malade, dans le but de résoudre ces tubercules cervicaux. Mais après quelques jours, la surexcitation qui était résultée de l'emploi de ce moyen, se calma, et les symptômes de la

[1] SYDENHAM, PORTAL et LUGOL.

phthisie disparurent (provisoirement bien entendu) avec les glandes engorgées. Ce fait, ajouté à quelques-uns analogues que j'ai observés, vient encore à l'appui de l'hypothèse émise plus haut, *de l'identité de la scrophule et de la phthisie.*

Nous pourrions multiplier ces observations, mais nous ne voulons pas abuser de l'attention de nos lecteurs.

Nous pensons avoir décrit dans le cadre que nous nous sommes tracé, à peu près toutes les variétés de la maladie scrophuleuse, ou du moins les plus importantes. Celles que nous pourrions y ajouter ne seraient que des répétitions fastidieuses, portant sur des cas presque analogues.

Cependant nous ne pouvons passer sous silence une observation très-intéressante, mais dont le sujet est en traitement depuis deux mois seulement. C'est une petite fille de onze ans, affectée d'une tumeur blanche du genou, avec luxation spontanée du tibia en arrière, et cinq ou six fistules correspondant avec l'articulation. Il y a cinq ans, cette petite malade est restée deux ans dans le service de M. le docteur Stoeber (clinique des enfants), elle en est sortie complétement guérie et marchant facilement, après un traitement avec l'huile de foie de morue et un régime tonique[1].

---

[1] La luxation n'existait pas alors.

Deux ans plus tard, tous ces symptômes reparurent, et les plaies se sont rouvertes. Il y a dix-huit mois, elle est rentrée à l'hôpital, dans le service de M. le professeur TOURDES, où elle est restée deux mois. Le traitement qui avait réussi la première fois, ne put être continué assez longtemps, la malade ayant quitté l'hôpital.

Depuis quinze mois, elle est chez ses parents; l'année dernière on nous consulta déjà pour cette enfant, mais nous trouvâmes le cas tellement grave que nous conseillâmes l'amputation. La mère s'y refusa, et j'avais perdu de vue cette enfant que je croyais morte, lorsque j'appris qu'elle vivait encore et que la maladie était au même point. Nous nous décidâmes alors à employer l'eau de Wildegg à l'intérieur : deux verres par jour, et à l'extérieur, en fomentations, sur l'articulation. Quinze jours après, l'appétit était revenu, le faciès était bon, le membre avait diminué de 5 à 6 centimètres, les plaies étaient rouges et couvertes de bourgeons charnus. Depuis cette époque, les améliorations marchent plus lentement, mais d'une manière progressive. Nous avons fait voir cette malade à plusieurs de nos confrères.

Nous n'avons pas l'espoir de guérir cette enfant, mais enfin, puisqu'il y a amélioration, nous suivrons la route où nous sommes entré, trop heureux si nous pouvons arrêter les désordres de l'articulation, et produire une

ankylose, qui dispensera cette petite malade d'une opération toujours chanceuse sur une constitution tuberculeuse;
au reste, sa mère n'y consentirait jamais.

Nous tiendrons nos confrères au courant des résultats
de cette observation. Notre honorable confrère, M. le professeur TOURDES, a bien voulu nous permettre de traiter
quelques malades à la clinique des enfants avec l'eau de
Wildegg ; nous nous empresserons aussi de publier les résultats que nous aurons obtenus.

Nous avons oublié, dans cette notice, d'enregistrer
quelques faits, peu nombreux, il est vrai, mais assez intéressants.

Ainsi nous avons obtenu tout récemment un succès
complet avec l'eau de Wildegg dans le traitement d'un
ozène dépendant d'une constitution scrophuleuse.

Nous avons administré à ce malade l'eau de Wildegg
à l'intérieur et en injections dans les narines.

Nous avons aussi traité, il y a quelques mois, un in-
dividu atteint de syphilides et d'ulcérations au voile du
palais.

Traitement : Iodure de potassium 12,00, dans une bouteille d'eau de Wildegg. A prendre un verre tous les matins.

Plusieurs malades atteints de symptômes tertiaires de
syphilis ont été guéris après un mois de ce traitement.

Dans des engorgements chroniques du foie nous avons pu également constater une amélioration notable. Deux de ces malades sont encore en traitement.

Avant de terminer cette notice, nous engageons encore nos confrères à employer cette eau avec la plus grande prudence, surtout chez les personnes très-irritables, et chez celles sujettes aux congestions cérébrales; nous avons vu quelques accidents résulter de son emploi intempestif.

Nous n'avons pas voulu, dans un travail aussi court, nous livrer à des digressions scientifiques qui n'auraient en rien confirmé les faits que nous livrons à l'attention de nos confrères; notre seul but a été d'introduire dans la science un nouvel agent thérapeutique, précieux dans le traitement des maladies scrophuleuses et dans celles des organes glandulaires.

Espérons que nos confrères voudront bien se montrer indulgents envers ce travail, en considération du but qui l'a fait entreprendre.

FIN.

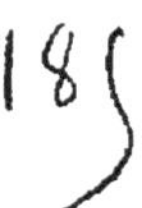

TABLE DES MATIÈRES.